Handbook of COVID-19 Prevention and Control

新型冠状肺炎

预防手册

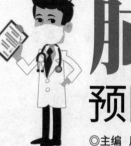

◎主编 周 旺 ◎主审 徐永健

武汉市疾病预防控制中心 组编

长江出版传媒
Changjiang Publishing & Media

湖北科学技术出版社
HUBEI SCIENCE & TECHNOLOGY PRESS

图书在版编目(CIP)数据

新型冠状病毒肺炎预防手册/周旺主编.—武汉：湖北科学技术出版社，2020.1(2020.4 重印)

ISBN 978-7-5706-0874-4

Ⅰ.①新… Ⅱ.①周… Ⅲ.①日冕形病毒－病毒病－肺炎－预防(卫生)－手册 Ⅳ.①R563.101-62

中国版本图书馆 CIP 数据核字(2020)第 019627 号

XINXING GUANZHUANG-BINGDU
FEIYAN YUFANG SHOUCE

总 策 划：王力军　章雪峰　熊木忠	执行策划：冯友仁　刘　辉
审　　读：赵襄玲　黄主梅	责任校对：陈横宇　程玉珊
责任编辑：冯友仁　李　青　刘　辉　徐　丹	封面设计：胡　博

出版发行：湖北科学技术出版社　　　　　　　电话：027－87679447
地　　址：武汉市雄楚大街 268 号　　　　　　邮编：430070
　　　　　 (湖北出版文化城 B 座 13－14 层)
网　　址：http://www.hbstp.com.cn

印　　刷：湖北鑫光印务股份有限公司　　　　邮编：432500

880×1230	1/32	3 印张	60 千字
2020 年 1 月第 1 版		2020 年 4 月第 3 次印刷	
			定价：12.00 元

《新型冠状病毒肺炎预防手册》

编 委 会

主　审　徐永健（华中科技大学同济医学院附属同济医院）

主　编　周　旺（武汉市疾病预防控制中心）

副主编　王　强（武汉科技大学医学院）

　　　　胡　克（武汉大学人民医院）

　　　　张在其（湖南医药学院）

编　委（以姓氏笔画为序）

　　　　王梦玫（武汉大学人民医院）

　　　　向晓晨（武汉科技大学医学院）

　　　　张永喜（武汉大学中南医院）

　　　　陈为民（武汉大学中南医院）

　　　　陈思阳（武汉科技大学医学院）

　　　　金小毛（武汉市疾病预防控制中心）

　　　　赵　杨（武汉大学人民医院）

　　　　胡霞芬（武汉科技大学医学院）

　　　　郭凯文（武汉科技大学医学院）

　　　　詹　娜（武汉大学人民医院）

主编简介

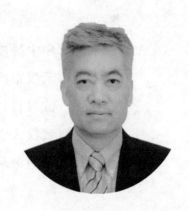

> 周　旺　医学博士，武汉市疾病预防控制中心主任医师（二级）。2005/2006年美国宾夕法尼亚大学高级访问学者。2003年入选武汉市人民政府"213人才工程计划"，2015年入选武汉市委"黄鹤英才计划"。现兼任华中科技大学和武汉大学教授、中国性病艾滋病防治协会理事、湖北省预防医学会常务理事、中华预防医学会武汉分会副会长兼秘书长、武汉市性病艾滋病防治学会主任委员、《中华预防医学杂志》和《中国病毒病杂志》通信编委等。

> 周旺长期从事流行病学与传染病控制专业工作，先后主持承担由美国国家卫生研究院、比尔和梅琳达·盖茨基金会、国家卫生健康委员会和湖北省卫生健康委员会等机构资助的研究项目，科研成果获湖北省、武汉市科技进步奖4项，以第一作者或通信作者发表论文50余篇，其中SCI/SSCI期刊论文20余篇。

副主编简介

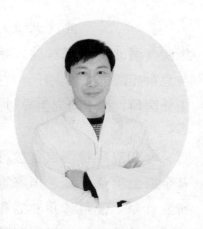

▶ 王　强　医学博士，武汉科技大学医学院教授。2015/2016 年美国得克萨斯大学 MD 安德森癌症中心访问学者。现兼任中国抗癌协会肿瘤与微生态专业委员会常务委员（秘书长）；中国抗癌协会康复会血液分会副主任委员；中华中医药学会免疫学分会常务委员、青年委员会副主任委员；湖北省免疫学会第十届理事会常务理事；湖北省医学会微生物与免疫学分会第六届委员会委员等。

▶ 王强长期从事感染免疫与肿瘤微环境、中国大学生艾滋病预防干预工作，先后主持承担由教育部、湖北省科技厅和湖北省教育厅等机构资助的研究项目，科研成果获湖北省科技进步奖 1 项，以第一作者或通信作者发表论文 20 余篇，其中 SCI/SSCI 期刊论文 10 余篇，主编教材 3 部。

副主编简介

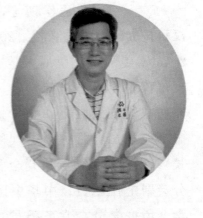

❯ 胡 克 武汉大学人民医院（湖北省人民医院）呼吸与危重症医学二科主任。教授、主任医师、博士研究生导师。

❯ 胡克主持国家自然科学基金面上项目 4 项、国家重点研发计划"慢阻肺并发症和合并疾病的诊治技术研究"子课题 1 项。以第一作者或通信作者发表论文 100 余篇。

❯ 胡克参与了湖北省自 2003 年 SARS 疫情发生以来历次突发公共卫生事件的临床救治工作。

副主编简介

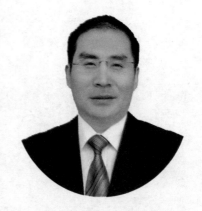

▶ 张在其　急诊医学博士后，内科学博士，高级管理人员工商管理硕士，主任医师，教授，博士研究生导师，现任湖南医药学院党委委员、副院长。兼任中国研究型医院学会卫生应急学专业委员会副主任委员，中国医师协会急救复苏专业委员会副主任委员，中国中西医结合学会灾害医学专业委员会副主任委员暨化学伤害救治专业组全国副组长，中国民族医药协会医药现代化与临床转化专业委员会副主任委员、副会长，湖南省中医药和中西医结合学会灾害医学专业委员会主任委员。

▶ 张在其先后主持国家级、省部级、厅市级科研课题32项，荣获省部级、厅市级科研成果奖12项，在国内外医学专业杂志发表学术论文82篇。主编《临床急症诊断思路与治疗》《急危重病临床救治》《灾难与急救》《实用处方手册》等著作。

序　言

当前，2019 新型冠状病毒肺炎（世界卫生组织命名为 COVID-19，我国简称为新冠肺炎）已由首发地武汉扩散到全国，乃至部分其他国家，确诊人数已远超过 2003 年 SARS，并且有一定的死亡率，由于其"人传人"特性，世界卫生组织于 2020 年 1 月 31 日将其确定为"国际关注的突发公共卫生事件"，足以说明此次疫情的严峻性和复杂性。

鉴于病毒性传染病至今无特效药的实际，防治其流行的主要措施是控制传染源、及早发现病人、切断传播途径、保护易感人群。虽然医疗卫生机构及其医护人员是抗击新冠肺炎的主战场和主力军，但要迅速控制其流行，公众参与不可或缺，因此对公众进行科普宣传是极为重要的。

正是基于此，武汉市疾病预防控制中心周旺教授组织相关专家编写了《新型冠状病毒肺炎预防手册》，内容包括认识冠状病毒、了解传播风险、早发现早治疗、个人防护措施、场所卫生要求、传染病相关知识等六个部分，采用图文并茂的形式系统地介绍了相关科普知识。

正值新冠肺炎大流行，本书的出版非常及时，在普及公众常识、提高防控意识及防止社会恐慌方面将发挥有益作用，我乐而为之序。

国家卫生健康委员会高级别专家组组长
国家呼吸系统疾病临床医学研究中心主任
中国工程院院士

2020 年 1 月

前　言

　　2019 年 12 月中旬以来，中国武汉短期内出现了多例以发热、乏力、咳嗽、呼吸不畅为主要症状的不明原因肺炎病例，各级政府、卫生健康行政主管部门高度重视，快速组织疾控机构、医疗单位和科研院所开展调查、救治和协作攻关，迅速确定这类病例的病原为新型冠状病毒（世界卫生组织将其命名为 2019-nCoV；国际病毒分类委员会将其命名为 SARS-CoV-2），该病原感染所致的肺炎世界卫生组织命名为 COVID-19，我国称为新型冠状病毒肺炎。

　　为了增进大众及有关专业人员对新型冠状病毒肺炎这一新型疾病的认识和理解，指导个人预防，降低传播风险，武汉市疾病预防控制中心组织具有丰富经验的传染病防治专家、病原生物与免疫专业研究学者以及三甲医院临床一线专家，紧急编撰了《新型冠状病毒肺炎预防手册》一书。全书内容分为认识冠状病毒、了解传播风险、早发现早治疗、个人防护措施、场所卫生要求和传染病相关知识等六个部分，以图文并茂、通俗易懂的表达方式，为大众解答在抗击新型冠状病毒肺炎过程中的疑惑。只要我们众志成城，攻坚克难，科学预防，一定能够打赢疫情防控阻击战。

　　本书所有内容、信息取自公开发表的有关文献和官方机构发布的报告，由于时间仓促未做引录标注，谨致歉意，对新型疾病有关问题认知不足，斧正为感！

《新型冠状病毒肺炎预防手册》编委会

2020 年 1 月

目　录

六　传染病相关知识　　　　　　72

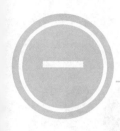

认识冠状病毒

生物学特点　致病性　传播途径　流行现状

1. 什么是呼吸道病毒？

呼吸道病毒 (viruses associated with respiratory infections) 是指以呼吸道为侵入门户，在呼吸道黏膜上皮细胞中增殖，引起呼吸道局部感染或呼吸道以外组织器官病变的病毒。

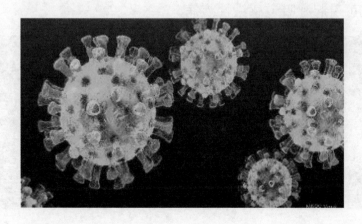

2. 常见的呼吸道病毒有哪些?

主要包括正黏病毒科的流感病毒,副黏病毒科的副流感病毒、呼吸道合胞病毒、麻疹病毒、腮腺炎病毒、亨德拉病毒、尼帕病毒和人偏肺病毒,披膜病毒科的风疹病毒,小核糖核酸(RNA)病毒科的鼻 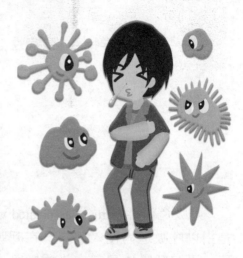 病毒,冠状病毒科的严重急性呼吸综合征(severe acute respiratory syndromes,SARS)冠状病毒等。此外,腺病毒、呼肠病毒、柯萨奇病毒与埃柯病毒、疱疹病毒等也可引起呼吸道感染性疾病。

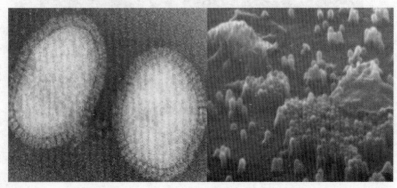

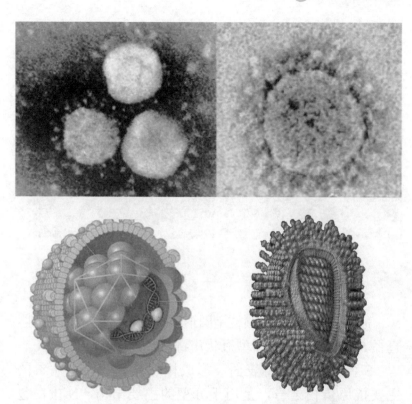

3. 什么是冠状病毒？

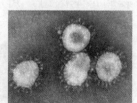

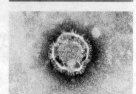

冠状病毒为不分节段的单股正链 RNA 病毒，属于巢病毒目、冠状病毒科、正冠状病毒亚科，根据血清型和基因组特点冠状病毒亚科被分为 α、β、γ 和 δ 四个属。冠状病毒属于冠状病毒科冠状病毒

属，由于病毒包膜上有向四周伸出的突起，形如花冠而得名。

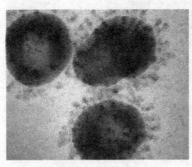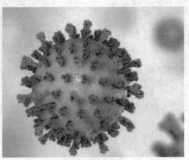

4. 冠状病毒具有怎样的形态和结构？

冠状病毒有包膜，颗粒呈圆形或椭圆形，经常为多形性，直径 50 ～ 200 nm。新型冠状病毒直径 60 ～ 140 nm。

S 蛋白位于病毒表面，形成棒状结构，作为病毒的主要抗原蛋白之一，是用于分型的主要结构，N 蛋白包裹病毒基因组，可用作诊断抗原。

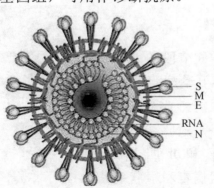

结构蛋白：
- 刺突蛋白（S）
- 包膜蛋白（E）
- 膜蛋白（M）
- 核蛋白（N）

S
M
E
RNA
N

冠状病毒平面图

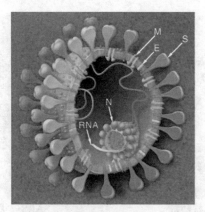

冠状病毒三维图

5. 冠状病毒如何分类?

冠状病毒大部分感染动物,目前从人身上分离的冠状病毒主要有普通冠状病毒 229E、OC43 和 SARS 冠状病毒（SARS-CoV）3 个型别。以前已知感染人的冠状病毒有 6 种:α 属的 229E、NL63,β 属的 OC43、HKU1、中东呼吸综合征相关冠状病毒（MERS-CoV）、严重急性呼吸综合征相关冠状病毒（SARS-CoV）。新近从武汉不明原因肺炎病人中分离出的是一种新型冠状病毒（世界卫生组织将其命名为 2019-nCoV;国际病毒分类委员会将其命名为 SARS-CoV-2）,被证明可以感染人,也可以人传染人。

新型冠状病毒（SARS-CoV-2）与以前发现的 6 种冠状病毒基因组序列极为相似,基因序列同源性分析,新型冠状病毒与 SARS-CoV 有很高的相似性,新型冠

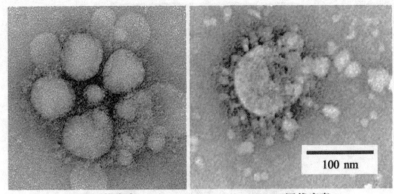

MERS冠状病毒   SARS冠状病毒

状病毒目前可以归到 β 属冠状病毒中。

6. 哪些野生动物会携带冠状病毒？

　　很多野生动物都可能携带病原体，成为某些传染病的传播媒介，蝙蝠、果子狸、貛、竹鼠、野生骆驼等是冠状病毒的常见宿主。

　　起源于武汉的新型冠状病毒肺炎疫情，与 2003 年广东暴发的 SARS 疫情有很多相似之处，都发生在冬

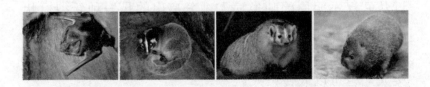

季，初始发生都起源于人与动物交易市场里的鲜活动物接触，而且都是由未知的冠状病毒导致。

由于新型冠状病毒与蝙蝠体内的一种冠状病毒序列一致性高达 85% 以上，因此推测新型冠状病毒的自然宿主也可能是蝙蝠。如同导致 2003 年暴发 SARS 的冠状病毒一样，新型冠状病毒在从蝙蝠到人的传播过程中很可能存在未知的中间宿主媒介。

不要接触野生动物和吃未经检疫的生鲜肉品，比如路边摊售卖的肉食，不要为了"尝鲜"而冒险。

■ 7. 冠状病毒如何由动物传到人？

许多感染人类的冠状病毒都和蝙蝠有关，蝙蝠是许多冠状病毒的天然宿主。蝙蝠很有可能就是新型冠状病毒的原生宿主，经过演化变异，完成了蝙蝠 - 中间宿主 - 人的传播。基因组序列同源性分析显示新型冠状病毒与蝙蝠体内的一种冠状病毒的同源性为 85% 以上。不过，从蝙蝠到人可能还存在更多的中间宿主，目前还没有确认。

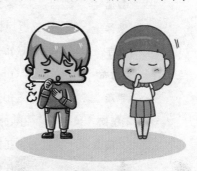

冠状病毒由动物传染人、人传染人的途径主要为接触传播和飞沫传播。

目前已知的冠状病毒中，HKU1、SARS-CoV、MERS-CoV、SARS-CoV-2 可引起人类的肺炎。

8. 冠状病毒的抵抗力如何？

病毒在光滑的物体表面可以存活数小时，如果温度、湿度合适，它可以存活数天。冠状病毒对紫外线和热敏感，56℃ 30 分钟、乙醚、75% 酒精、含氯消毒剂、过氧乙酸和氯仿等脂溶剂均可有效灭活病毒。氯己定（化学名为氯苯双胍己烷）不能有效灭活病毒。

新型冠状病毒在不同环境温度下存活时间如下表：

不同环境	环境温度	存活时间
空气	10～15℃	4 小时
	25℃	2～3 分钟
飞沫	<25℃	24 小时
鼻涕	56℃	30 分钟
液体	75℃	15 分钟
人手	20～30℃	<5 分钟
无纺布	10～15℃	<8 小时
木质	10～15℃	48 小时
不锈钢	10～15℃	24 小时
75%酒精	任何温度	<5 分钟
漂白水	任何温度	<5 分钟
肥皂水	任何温度	<5 分钟

9. 冠状病毒的致病性如何？

人群对常见的冠状病毒普通易感，引起普通感冒和咽喉炎，某些毒株还可引起成人腹泻。病毒以飞沫传播和接触传播为主，气溶胶和消化道等传播途径尚待明确。主要在冬春季流行。常见的冠状病毒潜伏期一般为3～7天。

新型冠状病毒是一种发生抗原变异的冠状病毒。该病毒致病潜伏期最短1天，一般认为最长不超过14天。有报道个别病人潜伏期达24天。

衡量一种病毒的危害程度，一看传染性，二看致死率。新型冠状病毒的传染性强，已具备致死性，但目前尚不能确定致死率。

10. 什么是严重急性呼吸综合征（SARS）？

SARS-CoV可引起严重急性呼吸综合征（severe acute respiratory syndrome, SARS）。SARS的主要症状有发热、咳嗽、头痛、肌肉痛以及呼吸道感染症状。大多数SARS病人能够自愈或被治愈，病死率约10%，40岁以上或有潜在疾病者（如冠心病、糖尿病、哮喘以及慢性肺病）病死率高。

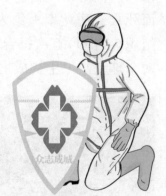

11. 什么是中东呼吸综合征（MERS）？

中东呼吸综合征是由中东呼吸综合征冠状病毒

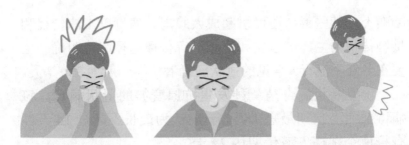

（MERS-CoV）感染所致的呼吸道传染性疾病，在沙特阿拉伯、阿联酋等中东国家最先报道并流行，其感染者可并发急性呼吸窘迫综合征（ARDS），最常见的临床表现是发热伴寒战、咳嗽、气短、肌肉酸痛，腹泻、恶心、呕吐、腹痛等胃肠道表现也较为普遍，重症病例可导致呼吸衰竭，需要在重症监护室内机械通气和支持治疗。部分病例可出现器官衰竭，尤其是肾衰竭和感染性休克而死亡。病死率大约为40％。该病自2012年世界卫生组织（WHO）首次报告以来，在全球26个国家时有发生，对全球公共卫生构成重大威胁。

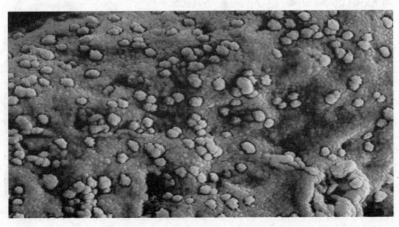

12. 什么是新型冠状病毒？这种病毒为什么会流行？

新发现的冠状病毒为一种变异的新型冠状病毒（β属），世界卫生组织将其命名为 2019-nCoV，国际病毒分类委员会将其命名为 SARS-CoV-2。2020 年 1 月 10 日，第一例样本 SARS-CoV-2 基因组测序完成，之后相继有 5 例样本的病毒基因组序列公布。

由于冠状病毒发生抗原性变异产生了新型冠状病毒，人群缺少对变异病毒株的免疫力，加之病毒传播方式多样，所以可引起新型冠状病毒肺炎的流行。

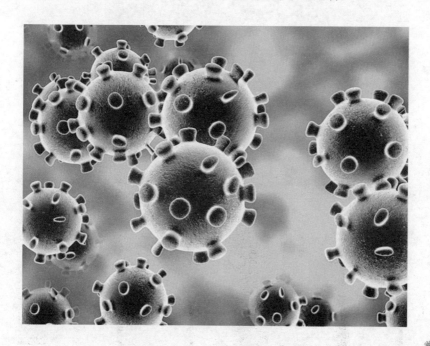

13. 新型冠状病毒的免疫性是怎样的?

　　人感染新型冠状病毒后体内产生保护性免疫抗体的水平、抗体持续的时间,仍然缺少科学数据。一般而言,人感染病毒后两周左右体内能产生保护性的免疫抗体(IgG),该抗体可持续数周至数年,其间可防御同型病毒的再感染。

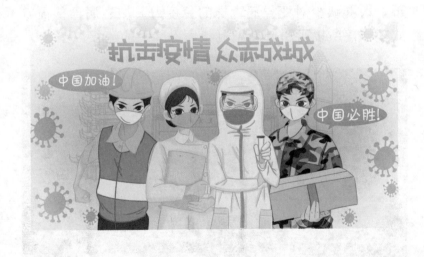

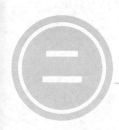

二　了解传播风险

社区获得性肺炎　传染源　传播途径　预防

14. 什么是社区获得性肺炎？

社区获得性肺炎（community acquired pneumonia，CAP）指在医院外罹患的感染性肺实质炎症（含肺泡壁，即广义上的肺间质），包括具有明确潜伏期的病原体感染而在入院后平均潜伏期内发病的肺炎。

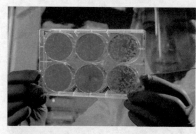
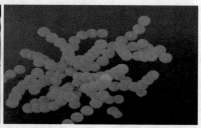

15. 社区获得性肺炎的临床诊断标准是什么？

社区获得性肺炎的临床诊断标准为：
（1）社区发病。
（2）肺炎相关临床表现如下。

◎新近出现的咳嗽、咳痰或原有呼吸道疾病加重，伴或不伴脓痰／胸痛／呼吸困难／咯血。

◎发热。

◎肺实变体征和（或）闻及湿性啰音。

◎ WBC（白细胞）高于 10×10^9/L 或低于 4×10^9/L，伴或不伴中性粒细胞核左移。

（3）影像学。胸部 X 线检查显示新出现的斑片状浸润性阴影、叶／段实变影或间质性改变，伴或不伴胸腔积液。临床表现中的任何一项加影像学检查结果，排除非感染性疾病可做出诊断。

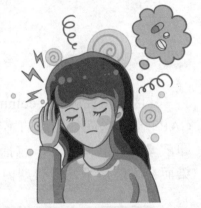

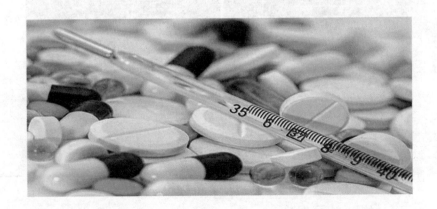

14

16. 常见的社区获得性肺炎由哪些病原体感染引起？

导致急性呼吸道疾病的最常见病原体包括细菌、病毒或者细菌-病毒混合体、衣原体、支原体等。新型病原体（如新型冠状病毒）可导致急性呼吸道疾病流行或大流行。

细菌是导致社区获得性肺炎的主要致病原，链球菌肺炎是最常见的细菌性肺炎之一。

支原体、衣原体、流感嗜血杆菌、肺炎克雷伯菌、大肠埃希菌及金黄色葡萄球菌是常见的肺炎致病菌；铜绿假单胞菌、鲍曼不动杆菌可见少数肺炎病例。我国成人CAP病人中，病毒检出率为15%～34.9%，其中流感病毒占首位，其他包括副流感病毒、鼻病毒、腺病毒、人偏肺病毒、呼吸道合胞病毒及冠状病毒等。病毒检测阳性病人中，5.8%～65.7%可合并细菌或非典型病原体感染。

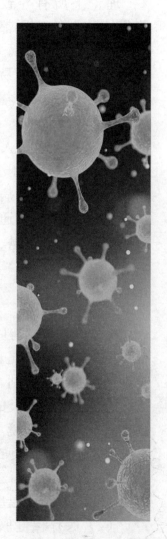

17. 社区获得性肺炎如何形成人际循环？

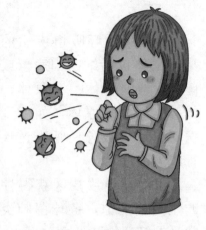

理论上所有导致社区获得性肺炎的病原都有潜在的人际传播风险。病原体从感染源传播到易感人群的途径为飞沫传播、接触传播、空气传播。

冬季受气候和人口流动（春运）等因素的影响，易发生呼吸道传染病的局部性大暴发。主要通过病人或病原携带者咳嗽、打喷嚏等飞沫直接传播。

18. 社区存在哪些传播肺炎的危险因素？

秋冬季是流感等呼吸道病毒流行的季节，各种感染都可能出现，特别是上呼吸道感染与新型冠状病毒肺炎早期的症状很难鉴别。

社区获得性肺炎的感染源主要有病人、病人家属、探视者及其生活环境。

社区获得性肺炎的分布和结局与下列因素有关：

（1）环境状况。空气污染物、室内拥挤程度、湿度、室内卫生、季节、温度。

（2）医疗保健服务和预防感染措施的可及性和有

效性。疫苗、卫生保健机构的可及性和隔离能力等。

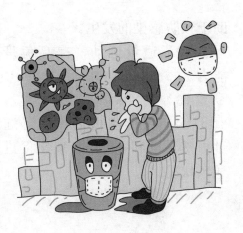

（3）宿主因素。年龄、吸烟情况、宿主的传染性大小、免疫状况、营养状况、既往感染过或伴有其他病原体感染、身体基础状况。

（4）病原体特征。包括传播方式、传染力、毒力因素和微生物量（接种量）。

■ 19. 如何预防社区获得性肺炎？

传染源控制：急性呼吸道疾病病人咳嗽、打喷嚏时，用手肘或其他物品（手帕、纸巾、口罩）掩住口鼻，以减少飞沫传播。接触呼吸道分泌物后，应该立即执行手卫生规定，勤洗手。

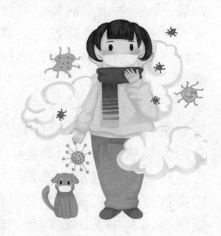

个人预防措施如下：

（1）合理膳食、保证充足营养、保持口腔健康有助于预防感染的发生。

（2）适量运动，提高免疫能力。

（3）戒烟限酒，心理平衡。

（4）保持室内通风，可通过自然通风和／或排风扇来促进通风状况。

（5）接种疫苗。

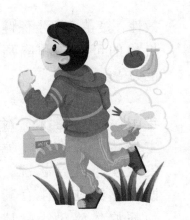

■ 20.哪些人容易感染新型冠状病毒？

新型冠状病毒是新传入人类的病毒，人群没有免疫力，普遍易感。新型冠状病毒肺炎在免疫功能低下和免疫功能正常人群均可发生，与接触病毒的量有一定关系。如果一次接触大量病毒，即使免疫功能正常，也可能患病。对于免疫功能较差的人群，如老年人、孕产妇或存在肝肾功能障碍的人群，病情进展相对更快，严重程度更高。

是否感染主要取决于接触机会，并不是抵抗力强的人群感染的风险会更低。儿童的接触机会少，感染的概率低；同样的接触机会，老年人、有慢性病的人及抵抗力差的人感染概率更大。

21. 新型冠状病毒肺炎疫情有什么流行病学特点?

（1）传播动力学：流行初期平均潜伏期为5.2天；在早期阶段，流行加倍时间为7.4天，即感染人数每7.4天增加一倍；平均连续间隔（由一人传至另一人的平均间隔时间）为7.5天；基本再生指数（R0）估计为2.2～3.8，即每例病人平均将感染传给2.2～3.8人。

（2）发病至诊断时间：轻症病人从发病至首次就诊的平均间隔为5.8天，从发病到住院的平均间隔为12.5天；重症病人发病到住院的平均时间为7天，发病到诊断的平均时间为8天；与存活病人相比，死亡病人发病至诊断的时间明显延长（平均为9天）。

（3）传播阶段：目前新型冠状病毒肺炎疫情的传播过程，可以分为三个阶段。①局部暴发阶段，主要与海鲜市场暴露有关；②社区传播阶段，社区和家庭内发生人际传播和聚集性传播；③大范围扩散阶段，随人群流动疫情迅速扩大和蔓延至全国和世界范围。

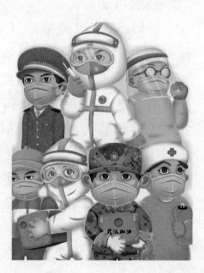

22. 新型冠状病毒的传播途径有哪些？

目前认为，经呼吸道飞沫传播和接触传播是主要的传播途径，存在粪 - 口传播风险，气溶胶传播和母婴传播等途径有待研究证实。

（1）呼吸道飞沫传播：呼吸道飞沫传播是病毒通过病人咳嗽、打喷嚏、谈话时产生的飞沫传播，易感者吸入后导致感染。

（2）接触传播：可通过与感染者间接接触而传播，含有病毒的飞沫沉积在物品表面，手接触后，再接触口腔、鼻腔、眼睛等黏膜，会导致感染。

（3）粪 - 口传播：粪 - 口传播途径尚待明确，已从确诊病人的粪便中检测到了新型冠状病毒，提示存在粪 - 口传播的可能。

（4）气溶胶传播：气溶胶传播是指飞沫在悬浮过程中失去水分，剩下蛋白质和病原体组成的飞沫核，通过气溶胶的形式漂浮至远处，造成远距离的传播，目前尚没有证据显示新型冠状病毒可通过气溶胶传播。

（5）母婴传播：已见确诊新型冠状病毒肺炎的孕妇，其新生儿出生 30 小时后咽拭子检测病毒核酸阳性的报道，提示新型冠状病毒可能通过母婴传播引起新生儿感染，但需要科学研究证实。

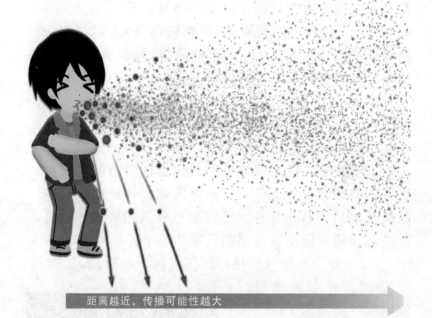

距离越近，传播可能性越大

23. 什么是飞沫传播？

飞沫一般指直径大于 5μm 的含水颗粒。

飞沫可以通过一定的距离进入易感的黏膜表面。由于飞沫颗粒较大，不会长期悬浮在空气中。

呼吸飞沫的产生：

（1）咳嗽、打喷嚏或说话。

（2）实施呼吸道侵入

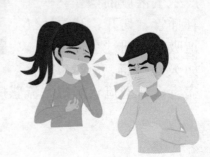

21

性操作，如吸痰或支气管镜检查，气管插管或是翻身、拍背等刺激咳嗽的过程，以及心肺复苏等。

通过飞沫传播的病原体：流感病毒、SARS冠状病毒、腺病毒、鼻病毒、支原体、A组链球菌、脑膜炎双球菌（奈瑟菌）以及最近新发现的新型冠状病毒等。

24. 什么是空气传播？

即气溶胶传播。可通过空气传播的气溶胶颗粒，一般认为直径小于5μm，其附集的病原体能在长时间远距离散播后仍有传染性。通过空气传播的病原体也可以经接触传播。经空气传播的病原体如下。

（1）专一的空气传播：结核杆菌、曲霉菌。

（2）经多种途径，但以空气传播为主：麻疹病毒、水痘-带状疱疹病毒。

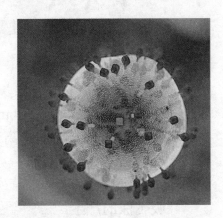

（3）通常经其他途径，但在特殊情况下（如产生气溶胶的操作——气管插管、切开、开放性气道吸引）通过空气传播，如天花病毒、SARS冠状病毒、新型冠状病毒、流感病毒和诺如病毒等。

25. 什么是接触传播？

接触传播是指病原体通过媒介物直接或间接接触所造成的传播。

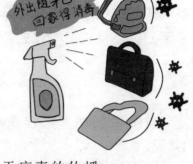

（1）直接接触。病原体通过黏膜或皮肤直接接触传播。

◎接触带病原体的血液或带血体液经黏膜或破损的皮肤进入人体，主要见于病毒的传播。

◎接触含某种病原体的分泌物引起传播，常见于细菌、病毒、寄生虫等病原体的感染。

（2）间接接触。病原体通过污染的物体或人的传播。

◎肠道传染病的病原体多通过间接接触传播。

◎其他间接传播的重要病原体：MRSA（耐苯唑 / 甲氧西林金黄色葡萄球菌）、VRE（耐万古霉素的肠球菌）、C.difficile(艰难梭菌)。

26. 什么是密切接触者？

是指与病人或疑似病人有如下接触情形之一者。

（1）与之共同居住、学习、工作或有其他密切接触。

（2）诊疗、护理、探视病人时未采取有效防护措施的医护人员、家属或其他与病人有类似近距离接触的人员。

（3）病人同病室的其他病人及陪护人员。

（4）与病人乘坐同一交通工具、同一电梯，并有近距离接触人员。

（5）现场调查人员调查后经评估认为符合条件的人员。

27. 为什么要对密切接触者医学观察14天？

目前了解新型冠状病毒的潜伏期一般最长时间为14天。

对密切接触者采取较为严格的医学观察等预防性公共卫生措施十分必要，这是一种对公众健康安全负责任的态度，也是国际社会通行的做法。参考其他冠状病毒所致疾病潜伏期、此次新型冠状病毒病例相关信息和当前防控实际，将密切接触者医学观察期定为14天，并对密切接触者进行居家医学观察。

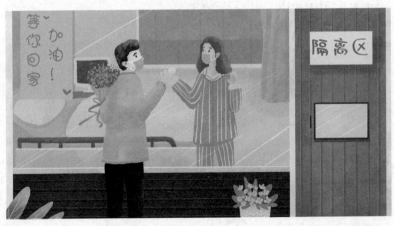

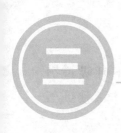

三 早发现早治疗

早期临床症状　病例识别　临床治疗

■ **28. 新型冠状病毒肺炎病人有什么临床表现?**

新型冠状病毒肺炎起病以发热为主要表现,部分病人早期可以不发热,仅有畏寒和呼吸道症状,可合并轻度干咳、乏力、呼吸不畅、腹泻等症状,流涕、咳痰等症状少见。病人可逐渐出现呼吸困难,严重者病情进展迅速,数

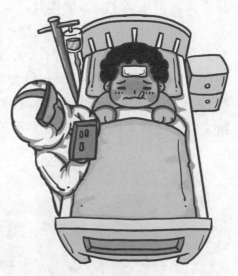

日内即可出现急性呼吸窘迫综合征、脓毒症休克、难以纠正的代谢性酸中毒和出凝血功能障碍。部分患者起病症状轻微,可无发热及其他症状。多数病人预后良好,少数病人病情危重,甚至死亡。

29. 你了解新型冠状病毒肺炎的实验室检查吗？

（1）标本采集：鼻咽拭子、痰、其他下呼吸道分泌物、血液、粪便等标本。检查下呼吸道标本（痰或气道抽取物）更加准确。标本采集后尽快送检。

（2）一般检查：发病早期白细胞总数正常或降低，可见淋巴细胞计数减少，部分病人出现肝酶、肌酶和肌红蛋白增高。多数病人 C 反应蛋白和血沉升高，降钙素原正常。严重者 D- 二聚体升高。

（3）病原学及血清学检查：①实时荧光 RT-PCR 检测新型冠状病毒核酸阳性；② 病毒基因测序，与已知的新型冠状病毒高度同源；③血清新型冠状病毒特异性抗体 IgM 和 IgG 阳性；血清新型冠状病毒特异性抗体 IgG 由阴性转为阳性或恢复期较急性期有 4 倍以上升高。

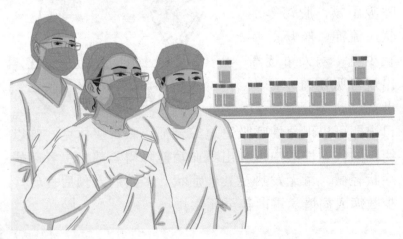

30. 新型冠状病毒肺炎病人的胸部影像学有什么特征？

早期呈现多发的小斑片影及间质改变，以肺外带明显，进而发展为双肺多发磨玻璃影、浸润影，严重者可出现肺实变，甚至"白肺"，胸腔积液少见。

31. 临床上怎样识别新型冠状病毒肺炎病例？

疑似病例同时符合以下2条。

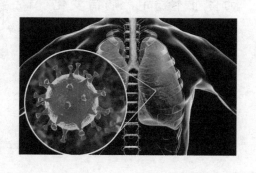

（1）流行病学史。在发病前两周内有疫区旅行史或居住史，或发病前14天内曾经接触过来自疫区或其他有病例报告社区的发热伴呼吸道症状的病人，或者有聚集性发病。

（2）临床表现。发热，部分早期病人可以不发热，仅有畏寒和呼吸道症状；具有病毒性肺炎影像学特征；发病早期白细胞总数正常或降低，或淋巴细胞计数减少。

32. 临床上怎样确诊新型冠状病毒肺炎病例？

在符合疑似病例标准的基础上，对痰液、咽拭子、下呼吸道分泌物等标本进行实时荧光 RT-PCR 检测显示新型冠状病毒核酸阳性，或病毒基因测序，与已知的新型冠状病毒高度同源，可确诊为新型冠状病毒感染。

■ 33. 在临床上如何诊断新型冠状病毒肺炎危重病例？

危重病例是指病人生命体征不稳定，病情变化迅速，两个以上的器官系统功能不稳定、减退或衰竭，病情发展可能会危及病人的生命。

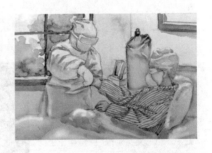

■ 34. 新型冠状病毒肺炎需要与哪些疾病相鉴别？

（1）细菌性肺炎。常见症状为咳嗽、咳痰，或原有呼吸道症状加重，并出现脓性痰或血痰，伴或不伴胸痛。一般不具有传染性，并不是一种传染性疾病。

（2）SARS、MERS。本次发现的新型冠状病毒（SARS-

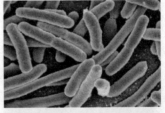
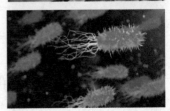

CoV-2）与 SARS 和 MERS 冠状病毒虽同属于冠状病毒这一大家族，但基因进化分析显示它们分属于不同的亚群分支，它不是 SARS 病毒，也不是 MERS 病毒，它们的病毒基因

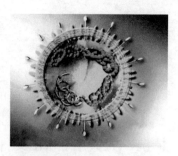

序列差异比较大。SARS-CoV-2 导致的肺炎与 SARS、MERS 有相似之处，单从临床表现、胸部影像学难以鉴别，需依靠病原学检测进行鉴别。

（3）其他病毒性肺炎。如流感病毒、鼻病毒、腺病毒、人偏肺病毒、呼吸道合胞病毒及其他冠状病毒感染所致的肺炎。

35. 密切接触者应该怎么办？

按照疾病控制机构要求进行居家医学观察。不用恐慌，不要上班，不要随便外出，做好自我身体状况观察，定期接受社区医生的随访，如果出现发热、咳嗽等异常临床表现，及时向所在社区卫生服务中心报告，在其指导下到指定医疗机构进行排查、诊治等。

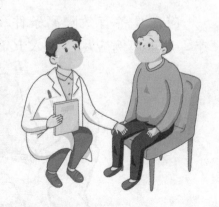

36. 怀疑自己感染了新型冠状病毒，应该怎么办？

应及时到当地指定的医疗机构进行排查、诊治。怀疑感染了新型冠状病毒，就医时，应如实详细讲述患病情况，尤其应告知医生自己近期的疫区旅行和居住史、肺炎病人或疑似病人的接触史、动物接触史等。特别应注意的是，就诊过程中应全程佩戴外科口罩，以保护自己和他人。

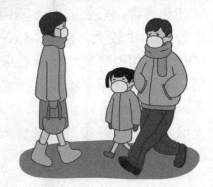

37. 治疗新型冠状病毒肺炎如何选择治疗场所？

应在具备有效隔离条件和防护条件的医院隔离治疗，危重病例应尽早收入 ICU 治疗。

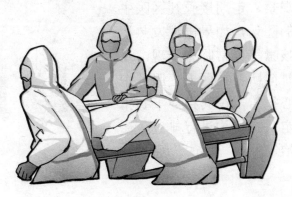

38. 运送新型冠状病毒肺炎的病人有什么转运原则？

运送病人应使用专用车辆，并做好运送人员的个人防护和车辆消毒。

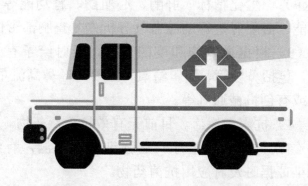

39. 目前防治新型冠状病毒肺炎有无特效药物与疫苗？

目前对于新型冠状病毒没有特效抗病毒药物，治疗以对症、支持为主。避免盲目或不恰当的抗菌药物治疗，尤其是联合应用广谱抗菌药物。

针对新疾病，并无现有可用疫苗，开发新疫苗可能需要一段时间。

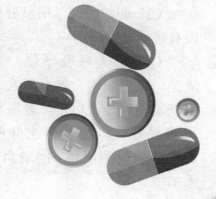

40. 新型冠状病毒肺炎如何治疗?

（1）卧床休息、加强支持治疗，注意水、电解质平衡，维持内环境稳定，密切监测生命体征、血氧饱和度等。

（2）根据病情监测血常规、尿常规、C反应蛋白（CRP）、生化指标（肝酶、心肌酶、肾功能等）、凝血功能，必要时进行动脉血气分析，复查胸部影像学。

（3）根据血氧饱和度的变化，及时给予有效氧疗措施，包括鼻导管、面罩给氧，必要时经鼻高流量氧疗、无创或有创机械通气等。

（4）抗病毒治疗。目前无有效抗病毒药物。

（5）抗菌药物治疗。加强细菌学监测，有继发细菌感染证据时及时应用抗菌药物。

（6）中医药治疗。根据证候辨证施治。

41. 临床解除隔离和出院的标准是什么?

（1）病情稳定，发热情况好转。

（2）肺部影像学明显好转，没有脏器功能障碍。

（3）病人呼吸平稳，意识清楚，交流正常，饮食正常，体温恢复正常3天以上，呼吸道症状明显好转，连续两次呼吸道病原核酸检测阴性(间隔至少1天)。

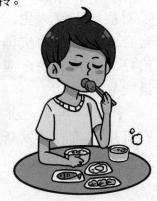

四 个人防护措施

洗手　通风　口罩使用　生活指导

42. 如何预防冬春季呼吸道传染病？

（1）勤洗手。使用肥皂或洗手液，并用流动水洗手，不用污浊的毛巾擦手。双手接触呼吸道分泌物后（如打喷嚏后）应立即洗手。

（2）保持良好的呼吸道卫生习惯。咳嗽或打喷嚏时，用纸巾、毛巾等遮住口鼻，咳嗽或打喷嚏后洗手，避免用手触摸眼睛、鼻或口。

（3）增强体质和免疫力。均衡饮食、适量运动、作息规律，避免过度疲劳。

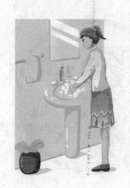
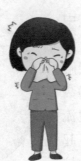
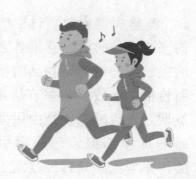

（4）保持环境清洁和通风。每天开窗通风数次，保持室内空气新鲜。

（5）尽量少到人群密集场所活动，避免接触呼吸道感染病人。

（6）如出现呼吸道感染症状时，如咳嗽、流涕、发热等，应居家休息，及时就医。

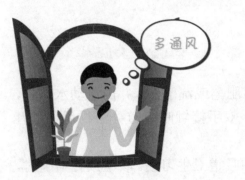
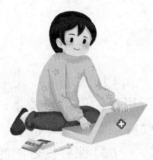

43. 流感病毒引起的流行性感冒为什么容易流行？

流感病毒主要通过空气中的飞沫、易感者与感染者之间的接触或与被污染物品的接触而传播。一般秋冬季节是其高发期。人流感主要是由甲型流感病毒和乙型流感病毒引起的。甲型流感病毒经常发生抗

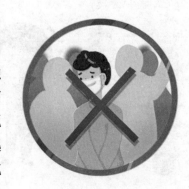

原变异，可以进一步分为 H1N1、H3N2、H5N1、H7N9
等亚型，当新的流感病毒亚型出现时，人群普遍对其缺
乏免疫力，因此容易引起大流行。

44. 如何远离新型冠状病毒？

（1）冠状病毒以飞沫传播、接触传播为主，要正
确佩戴医用外科口罩。

（2）打喷嚏或者咳嗽时不要直接用手遮挡，应使用
纸巾、口罩等遮挡。

（3）正确、及时洗手。

（4）提高免疫力，尽量少去人多且封闭的场所。
加强锻炼、规律作息，提高自身免疫力是避免被感染的
最重要手段。

一定要戴口罩！！！
就算接触到了感染者，戴
口罩可以阻拦你直接吸入
带病毒的飞沫。

一定要勤洗手！！！
就算手上遗留了病毒，
洗手可以阻断病毒通过
手由口鼻进入呼吸道引
起感染。

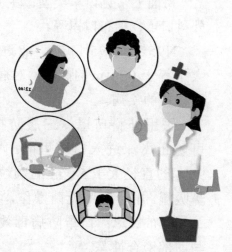

45. 冠状病毒体积很小，戴口罩能挡住吗？

戴口罩有用。因为口罩的作用是阻挡病毒传播的"载体"，而非直接挡住病毒。常见的呼吸道病毒的传播方式，主要包括近距离的密切接触飞沫和气溶胶传播。所谓的气溶胶，一般是指我们会接触的病人飞沫核。合理佩戴口罩，可有效挡住飞沫，也就能阻断病毒直接进入人体内。

需要提醒大家的是，不一定非要戴 KN95 或 N95 口罩，一般的医用外科口罩也可阻挡大部分带有病毒的飞沫进入呼吸道。

46. 不同类型的口罩有什么特点？

市面上常见口罩类型：主要有 N95/KN95 口罩、医用外科口罩、棉布口罩等。

N95、KN95 口罩：能过滤 95% 空气动力学直径大于等于 0.3 μm 的颗粒，对病毒有阻隔作用，用于经空气传播的疾病。

医用外科口罩：三层防护阻隔。外层为隔水层，可防止飞沫进入口罩里面；中层则为过滤层，可阻隔 90% 的直径大于 5 μm 的颗粒；内层为吸湿层，贴近口鼻吸湿。用于医用无菌操作，可预防经空气传播的疾病。

棉布口罩：口罩防病毒效率低，并且厚重、闷热、与面部密合性差。

各种主要类型口罩比较如下表所示：

口罩种类	N95 口罩（不带呼气阀）	N95 口罩（带呼气阀）	医用外科口罩	普通医用口罩	棉布口罩
图片实例					
预期用途	又叫作 N95 呼吸器，一种呼吸防护设备，可以有效过滤空气中颗粒物，适用于防护经空气传播的呼吸传染病	用途同不带呼气阀的 N95 口罩。呼气阀的设计很精巧，有几层口盖。可以让呼出的气体排出，又不会让小颗粒进入。这种设计可以使呼气更加轻松，并有助于减少湿热积聚	适用于医务人员或相关人员的基本防护，以及在有创操作过程中提供阻止血液、体液和液体飞溅物传播的防护	用于普通环境下的一次性卫生护理，或致病性微生物以外的颗粒（如花粉）的阻隔及防护	挡风、保暖、隔绝灰尘等较大颗粒物
过滤效果	阻挡至少95%的非常小的（约0.3 μm级别）颗粒	同不带呼气阀的 N95 口罩。阻挡至少95%的非常小的（约0.3 μm级别）颗粒	医用外科口罩的过滤效率不完全一样。一般而言可过滤大约 5 μm 的颗粒。外层有阻水层，可防止飞沫进入；中层是过滤层	缺少对颗粒和细菌的过滤效率要求，或要求低于医用外科口罩和医用防护口罩	只能过滤较大的颗粒，如烟尘粉末等
使用次数	限个人使用，受损或变形时应丢弃，变湿变脏被污染时都应丢弃	同不带呼气阀的 N95 口罩。限个人使用，受损或变形时应丢弃，变湿变脏被污染时都应丢弃	一次性使用	一次性使用	可清洗，可重复使用

47. KN95 口罩与 N95 口罩有区别吗？

N95 口罩其实属于呼吸器（respirator），呼吸器是一种呼吸防护设备，在设计上相较于普通口罩来说贴合面部更加紧密，可以非常有效地过滤空气中的颗粒物。其中，N 表示 not resistant to oil，可以用于防护非油性悬浮颗粒；95 的意思是过滤效率大于等于 95%，表明经过仔细测试后，这种呼吸器可以阻挡至少 95% 的非常小的（0.3 μm 级别）测试颗粒。

如果佩戴正确，N95 口罩的过滤能力优于普通口罩和医用口罩。但是，即使佩戴完全符合要求，也无法 100% 消除感染疾病的风险。

KN95 口罩是中国标准（GB 2626—2006）中规定的级别之一。

N95 口罩是美国标准（42 CFR 84）中规定的级别之一。

这两个级别的技术要求、测试方法等基本一致，都是对应标准下过滤效率达到 95%。

48. 口罩应该如何选择？

按照对佩戴者自身的防护能力优先级排名（从高到低）：N95 口罩＞医用外科口罩＞普通医用口罩＞普通棉口罩。

N95 口罩分为有、无呼气阀两种。患有慢性呼吸疾病、心脏病或其他伴有呼吸困难症状疾病的人，使用

N95 口罩可能会使呼吸更加困难，因此使用配有呼气阀的 N95 口罩，能让呼气轻松一些，并有助于减少热量积聚。有没有呼气阀都不影响对佩戴者的保护。简单地理解，有呼气阀的 N95 口罩可以保护佩戴者，但不保护周围的人。病毒携带者应选用没有呼气阀的 N95 口罩，以免传播病毒。如果要维护无菌环境，也不能使用有呼气阀的 N95 口罩，因为佩戴者可能会呼出细菌或病毒。

49. 怎样正确使用口罩？

（1）分清楚口罩的正面、反面、上端、下端，先洗净双手，口罩覆盖住鼻子和嘴巴，贴合面部，形成密闭的环境，让通气经过口罩而不是四周的缝隙，再将两端的绳子挂在耳朵上。

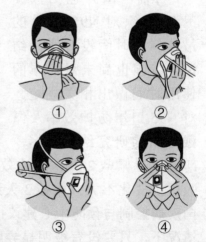

（2）医用口罩有上下之分，其上端有鼻夹金属条，佩戴时应正面向外，鼻夹金属条应置于鼻根上方，佩戴后压实贴住鼻根皮肤。

（3）脱口罩时，应先洗净双手，一手按住口罩外层，一手退去两端绳子，口罩内侧对折，内侧无污染时，则可多次使用。

50. 口罩是不是一直戴都有效？N95 口罩可以使用多久？

不管是哪种类型的口罩，防护效果都是有限的，须定期更换。当出现以下情况时，应及时更换口罩：呼吸阻抗明显增加时；口罩有破损时；口罩与面部无法密合时；口罩受污染（如染有血渍或飞沫等异物）；使用时曾进入隔离病房或与病患接触（该口罩已被污染）。

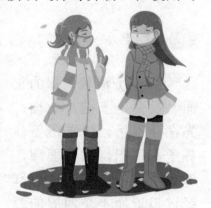

目前，国外包括世界卫生组织对 N95 口罩的最佳佩戴时间没有明确结论，我国也尚未对口罩的使用时间做出相关规定。对 N95 口罩防护效率及佩戴时间的研究结果显示，N95 口罩佩戴 2 天，过滤效率仍保持在 95% 以上，呼吸阻抗变化不大；佩戴 3 天过滤效率降低至 94.7%。美国疾病控制与预防中心建议：在 N95 口罩供应不充足的情况下，只要没有被明显弄脏或损坏（如产生折痕或撕裂），可以考虑继续使用。

51. 戴上口罩眼镜上都是雾，怎么办？

要避免戴口罩时眼镜起雾，佩戴前要洗干净手，口罩一定要贴合面部，正反面正确，形成密闭的环境，让通气经过口罩而不是四周的缝隙。

52. 特殊人群如何佩戴口罩？

（1）孕妇佩戴防护口罩，应注意结合自身条件，选择舒适性比较好的产品。佩戴前应向专业医师咨询，确认与自己的身体状况适合。

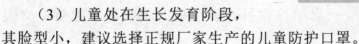

（2）老年人及慢性病病人身体状况各异，如心肺疾病病人佩戴后会造成不适感，甚至会加重原有病情，这些人应寻求医生的专业指导。

（3）儿童处在生长发育阶段，其脸型小，建议选择正规厂家生产的儿童防护口罩。

53. 洗手在预防呼吸道传播疾病中有何作用？

手部接触所涉及的传播途径包括经水、食物传播，血液、血制品传播，空气飞沫传播，消化道传播，直接或间接接触传播等。研究表明，正确洗手是预防腹泻和呼吸道感染的最有效措施之一。

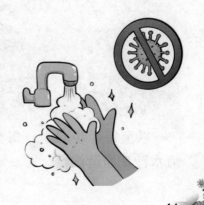

54. 正确洗手的方法与步骤是什么?

1. 将清洗剂放在手上，双手掌心相对，手指并拢，相互搓擦。

2. 手心对手背，沿指缝相互搓擦，双手交换进行。

3. 掌心相对，双手交叉，沿指缝相互搓擦。

4. 双手相扣，互相搓擦。

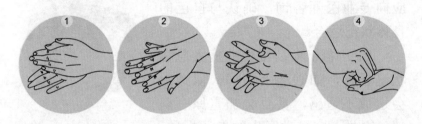

5. 一只手握住另一只手的大拇指旋转搓擦，交换进行。

6. 将五个手指尖并拢，在另一只手的手掌心旋转搓擦，交换进行。

7. 一只手握住另一只的手腕旋转搓擦，交替进行。

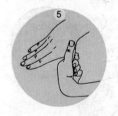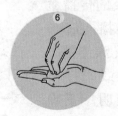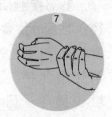

以上每个步骤中，每个动作不应少于 5 次，最后用清水冲洗净清洗剂。

55. 日常生活中哪些时刻需要洗手？

（1）在咳嗽或打喷嚏时用手掩住口、鼻后。

（2）在照护病人后。

（3）在制备食品之前、期间和之后。

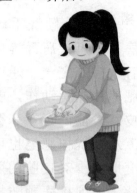

（4）吃饭前。

（5）上厕所后。

（6）接触过动物之后。

（7）按电梯、接触门把手后。

（8）外出回家后。

56. 旅行在外如何洗手？

可以使用含酒精消毒产品清洁双手。冠状病毒不耐酸碱，并且对有机溶剂和消毒剂敏感。75%酒精可灭活病毒，所以使用达到一定浓度的含酒精消毒产品清洁双手可以作为用肥皂和流水洗手的替代方案。

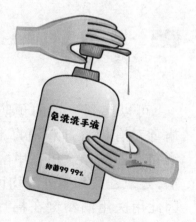

免洗洗手液
抑菌99.99%

■■ 57. 用肥皂和清水洗手可预防冠状病毒感染吗?

可以。勤洗手,是预防鼻病毒、冠状病毒等病毒感染的有效措施之一。通过充分涂抹肥皂和揉搓动作,能有效清除皮肤表面的污垢和微生物,而流水冲洗掉肥皂也可以最大程度地减少对皮肤的刺激。基于此,中国疾病预防控制中心、

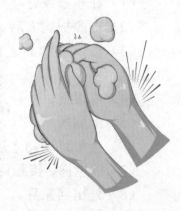

世界卫生组织及美国疾病控制与预防中心等权威机构均推荐用肥皂和清水(流水)充分洗手。

■■ 58. 医用酒精能减少新型冠状病毒感染的风险吗?

可以起到一定的预防效果。冠状病毒对有机溶剂和消毒剂敏感,75%酒精、乙醚、氯仿、甲醛、含氯消毒剂、过氧乙酸和紫外线均可灭活病毒。因此用医用酒精倒在棉片上擦拭手、手机、眼镜、手表、饰品等日用物品表面可以起到一定的预防效果。

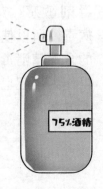

75%酒精

59. 家中有人出现新型冠状病毒肺炎症状，应如何照料?

（1）将病人与家中其他人隔离开来，至少保持1.5 m距离。

（2）照料病人时应用口罩遮掩住嘴和鼻子，口罩使用后应丢弃。

（3）与病人接触后应用肥皂等彻底洗净双手，病人居住空间应保持空气流通。

60. 疑似新型冠状病毒感染且症状表现轻微者是否需要在家中隔离?

世界卫生组织建议：因治疗能力和医疗资源不足时，症状温和（低热、咳嗽、流涕、无征兆的咽痛）且没有慢性疾病（如肺病、心脏疾病、肾衰竭、免疫性疾病）的病人，可考虑在家中隔离。

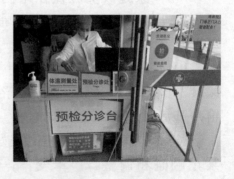

（1）在家中隔离期间，病人需要全程与医护人员保持联系，直至完全康复。

（2）医护人员须监控症状发展，以评估病人健康状况。

（3）病人和家庭成员应保持个人卫生，持续接受帮助、预防教育和监控。

注意！决定是否进行居家隔离，需要谨慎的临床判断，并且需要评估病人在家里的安全性。

61. 疑似新型冠状病毒感染者如何进行居家隔离？

（1）将病人安置在通风良好的单人房间。

（2）限制病人看护人数，理想状况是安排一位身体健康状况良好且没有慢性疾病的人进行护理。拒绝一切探访。

（3）家庭成员应住在不同房间，如条件不允许，和病人至少保持 1.5 m 距离。哺乳期母亲可继续母乳喂养婴儿。

（4）限制病人活动，最小化病人和家庭成员共享区域。确保共享区域（厨房、浴室等）通风良好，保持窗户开启。

（5）与病人共处一室时戴好口罩，口罩紧贴面部，禁止触碰和调整。口罩变湿、变脏，必须立即更换。摘下口罩后，清洗双手。

（6）与病人有任何直接接触或出入病人隔离空间后，进行双手清洗。同

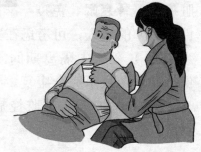

样，在准备食物前后、吃饭前、如厕后及双手看起来脏的时候，也应进行双手清洁。如果双手不是肉眼可见的脏，可用手部皮肤消毒液清洁；如双手有肉眼可见的脏，则使用肥皂和清水清洗。

（7）使用肥皂和清水洗手时，最好使用一次性擦手纸。如果没有，用洁净的毛巾擦拭，毛巾变湿时需要更换。

（8）保护好呼吸道卫生（咳嗽、打喷嚏时，戴医用口罩、棉布口罩或用纸巾及弯曲的手肘掩护，咳嗽和打喷嚏后立即进行手的清洁）。

（9）消毒处理后丢弃用来捂住口鼻的材料，或者使用之后正确清洗（如用普通的肥皂/洗涤剂和清水清洗手帕）。

（10）避免直接接触人体分泌物，特别是口部或呼吸道分泌物，以及避免直接接触病人粪便。

（11）使用一次性手套为病人进行口部及呼吸道护理、处理粪便及尿液，不要随意丢弃。

（12）避免和病人、被病人污染的物品如牙刷、餐具、饭菜、饮料、毛巾、浴巾、床单等接触。餐具用后用洗涤剂清洗或直接丢弃。

（13）使用含有稀释漂白剂（漂白剂：水 =1：99）的普通家用消毒剂（大部分家用漂白剂含有 5% 的次氯

酸钠）每天频繁清洁、消毒经常触碰的物品，如床头柜、床架及其他卧室家具。至少每天清洁、消毒浴室和厕所表面一次。

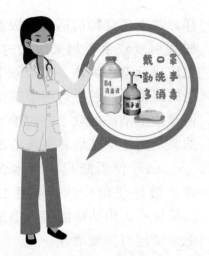

（14）使用普通洗衣皂和清水清洗病人衣物、床单、浴巾、毛巾等，或者用洗衣机以 60 ～ 90 ℃水和普通家用洗衣液清洗，然后完全干燥上述物品。将污染的床品放入洗衣袋。不要甩动污染衣物，避免直接接触皮肤和自己的衣服。

（15）戴好一次性手套和保护性衣物（如塑料围裙）再去清洁和触碰被病人分泌物污染的物体表面、衣物或床品。戴手套前、脱手套后要进行双手清洁。

（16）有症状的病人在疾病痊愈之前都应待在家里，疾病痊愈与否需要通过临床和 / 或实验室检测确认（两次实时荧光 RT-PCR 检验阴性结果且应间隔至少 24 小时）。

62. 病人的密切接触者应该怎么做？

密切接触者监控：所有跟疑似感染病人可能有接触的人（包括医护人员）都应该有 14 天的健康观察期。观察期从和病人接触的最后一天算起。一旦出现任何症状，特别是发热、呼吸道症状如咳嗽、呼吸短促或腹泻，马上就医！

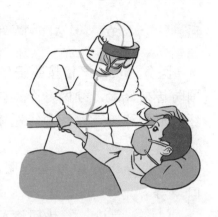

接触者在观察期期间，需要全程与医护人员保持联系。

医护人员应该提前告诉接触者，如果出现症状，需要到哪里看病、什么是最合适的交通方式、什么时间从指定医院的什么地点进入，以及需要采取何种感染控制措施。具体指导建议如下：

（1）提前通知医院，告知有一名出现症状的接触者将前往医院。

（2）在前往医院的路上，病人应佩戴医用口罩。

（3）避免搭乘公共交通前往医院。应该呼叫救护车或者使用私人车辆运送病人，路上尽量打开车窗。

（4）病人的密切接触者时刻保持呼吸道卫生和进行双手清洁。在路上和医院站或坐着时，尽可能远离他人（＞1.5 m）。

（5）病人的接触者和照顾他的人，应正确地清洁双手。

（6）在前往医院路上，任何被呼吸道分泌物或体液污染的表面都应该用含有稀释漂白剂的普通家用消毒剂清洁、消毒。

63. 医务人员如何做好医院感染的控制？

医务人员须严格按照卫生标准，遵守医疗操作流程，预防传播风险，须做好个人防护、手卫生、病室管理、环境消毒和废弃物管理等医院感染控制工作，避免医院感染发生。

预检分诊处：穿工作服、戴工作帽、戴医用外科口罩等。

门诊、急诊、发热门诊和隔离病房：日常接诊和查房时，穿工作服、戴工作帽、戴医用外科口罩等；接触血液、体液、分泌物或排泄物时，加戴乳胶手套；气管插管、气道护理和吸痰等可能发生气溶胶或喷溅操作时，戴 N95 口罩、面屏、乳胶手套，穿防渗透隔离衣，必要时穿防护服和佩戴呼吸头罩。对隔离收治的病人，应严格执行探视制度，如确须探视，按有关规定指导探视人员进行个人防护。

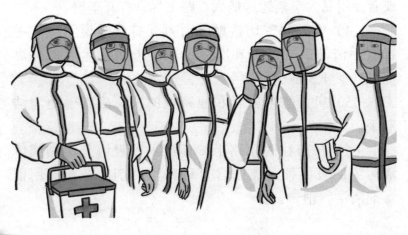

64. 发热门诊的医务人员为什么要穿防护服接诊病人？

（1）医务人员是疫情防控的主力军。医务人员做好个人的防护，才能更好地救助广大病人。

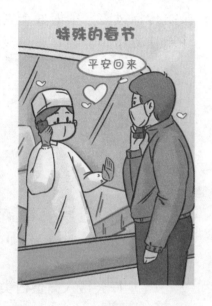

（2）为确保医务人员健康，应加强各类医院的防控措施，严格控制医院感染，强化医务人员防护，关心关爱医务人员，加强对医务人员健康的日常监测，才能及时、有效地对疑似病例进行检测和救治。

65. 按规定医疗机构相关科室（部门）应配备哪些个人防护用品？

医疗机构相关科室（部门）应按规定配备：一次性工作帽、一次性外科口罩、防护眼镜（防雾型）、工作服（白大褂）、防护服、一次性乳胶手套、一次性鞋套和全面型呼吸防护器或正压式头套等。

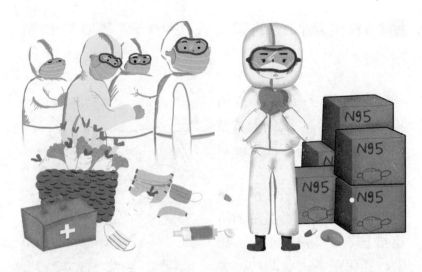

66. 新型冠状病毒肺炎流行期间如何做好个人保健和膳食营养安排？

（1）每天摄入高蛋白类食物包括鱼、肉、蛋、奶、豆类和坚果，在平时食用量的基础上加量。不吃野生动物。

（2）每天吃新鲜蔬菜和水果，在平时食用量的基

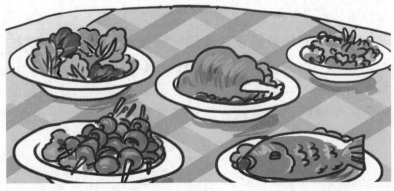

础上加量。

（3）适量多饮水，每天不少于 1500 mL。

（4）食物种类、
来源及色彩丰富多
样，每天不少于 20
种食物，不要偏食，
荤素搭配。

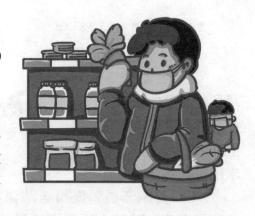

（5）保证充足
营养，在平时饮食量
的基础上加量，既要
吃饱，又要吃好。

（6）饮食不足、老人及患有慢性消耗性基础疾病
的病人，建议增加商品化肠内营养剂（特医食品），每
天额外补充热量不少于 2100 kJ（500 kcal）。

（7）新型冠状病毒肺炎流行期间不要节食、不要
减重。

（8）规律作息，充足睡眠。每天保证睡眠时间不
少于 7 小时。

（9）开展个人类型体育锻炼，每天累计不少于 1
小时，不参加群体性体育活动。

（10）新型冠状病毒肺炎流行期间，建议适量补充
复方维生素、矿物质及深海鱼油等保健食品。

67. 面对新型冠状病毒，体育锻炼要遵循哪些原则？

遵循全面锻炼、循序渐进、持之以恒三条原则。

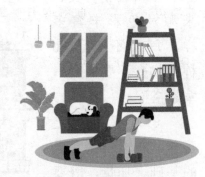

（1）全面锻炼。一是尽可能使身体各部位、各系统都得到锻炼；二是尽可能多样化练习项目和形式，以求提高各类身体素质。

（2）循序渐进。既指运动强度应由小到大，在身体逐步适应的基础上不断提高要求，又指学习动作、掌握技术要从易到难。

（3）持之以恒。是指形成习惯，常练不懈，直到终生。

68. 抽烟、喝酒是怎么降低人体免疫力的？

应提倡戒烟限酒，维持人体免疫力是抵御病毒感染的必要基础。吸烟的时候，会导致人体血液中尼古丁含量增高，容易引起血管痉挛，导致局部器官短暂性缺氧，尤其是使呼吸道和内脏器官的氧气含量减少，容易导致人体免疫力下降。过量饮酒刺激胃肠道，伤害肝脏，损伤脑细胞，导致人体免疫力下降。

69. 居家生活怎样预防新型冠状病毒感染？

（1）增强卫生健康意识，适量运动、早睡早起、不熬夜，提高自身免疫力。

（2）保持良好的个人卫生习惯，咳嗽或打喷嚏时用纸巾掩住口、鼻，经常彻底洗手，不用脏手触摸眼睛、鼻或口。

（3）保持室内环境卫生，地面、家具不留灰尘，垃圾分类，及时清除。

（4）居室多通风换气，保持室内空气新鲜。

（5）消毒。定期使用消毒剂擦拭地面、家具表面。新型冠状病毒对紫外线和热敏感，56℃ 30 分钟、75% 酒精、含氯消毒剂、过氧化氢消毒液、氯仿等脂溶剂均可有效灭活病毒。

（6）尽可能避免与有呼吸道疾病症状（如发热、咳嗽或打喷嚏等）的人密切接触。

（7）尽量避免到人多拥挤和空间密闭的场所，如必须去，佩戴口罩。

（8）不食野生动物。不接触活禽和野生动物，不处理野生动物生鲜肉品。

（9）严格圈养宠物。做好宠物疫苗接种，保持圈养卫生和安全。

（10）坚持安全的饮食习惯，食用肉类和蛋类要煮熟、煮透。

（11）密切关注发热、咳嗽等症状，出现此类症状一定要及时就近就医。

70. 家庭如何通风？

天气寒冷时，家里门窗长时间关闭，加之人员的活动、烹饪等行为，均会导致室内环境污染逐渐加重，因此，应适当开窗通风换气。

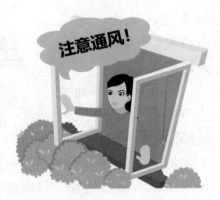

目前，国内外对通风换气方法没有明文的规定，建议通风换气根据室内、室外环境情况而定。户外空气质量较好时，早、中、晚均可通风，每次通风时间在 15 ～ 30 分钟；户外空气质量较差时，通风换气频次和时间应适当减少。

71. 旅行中应如何预防新型冠状病毒？

（1）关注出行地的天气，并根据气候变化，注意增减衣物，防寒保暖。

（2）旅游坐车、乘机途中要佩戴口罩，同时多喝水。

（3）旅行期间保持作息规律，均衡饮食，加强运动，提高免疫力。

（4）外出期间应尽量缩短在人群密集场所的逗留时间，或佩戴口罩出行。

（5）家里来客人或者到公共场所，多使用一次性用品，避免交叉感染。比如家里来客人，准备一次性拖鞋；饮水时，多使用一次性纸杯；去公共浴室，自己携带毛巾等。

（6）尽量少接触野生动物或流浪猫狗。

（7）不能食用生肉片或未烹饪熟的肉食，因为高温可以有效地杀死食物中的病毒。

（8）若发生身体不适应立即就医，切勿带病旅行。

72. 中医预防新型冠状病毒肺炎有哪些常用中药？

根据新型冠状病毒肺炎的临床特征，此病属中医疫病范畴，其核心病机为"湿、毒、淤、闭"，病位在肺、脾，可伤络入血。

借鉴有关临床经验，国家及地方卫生行政主管部门推荐了一些中药方可试用，

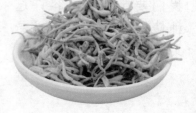

常用的中药如下：芦根、白茅根、白芷、白术、苍术、金银花、藿香、红景天、贯众、虎杖、草果、陈皮、桑叶、黄芪、防风、佩兰等。值得注意的是，中药应在医师的指导下使用，不得随便自用。

喝板蓝根和熏醋不能预防新型冠状病毒的感染。

■■ 73. 新型冠状病毒肺炎流行期间如何做好心理调节？

（1）调整认知，科学看待新型冠状病毒肺炎。由于早期对新型冠状病毒肺炎的防治知识与危害的认知局限，加之各种谣言传播，导致人们产生焦虑和恐慌情绪，影响心情。需要人们坚定信心，相信政府的防控处置措施，相信科学的研究发现，学会调整自己的认知，战略上要重视它，战术上要藐视它。

（2）正视并接纳自己的焦虑、恐惧情绪。面对未知的疫病，人们很难淡定，新型冠状病毒是新发现的疫病病毒，随着其感染人群增多，人们会认为病毒无处不在，防不胜防，因而会出现焦虑、恐惧情绪，此乃正常的情绪反应，我们要接纳它，容许这种情绪的存在，不必苛求自己。

（3）维持规律、健

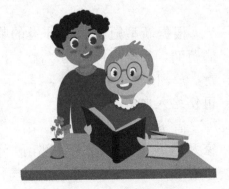

康的生活和工
作作息。应该
适当地休息，
保持充足的睡
眠等生活的稳
定性；合理安
排饮食，多样
化地选择食物，

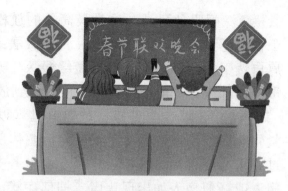

营养均衡；安排和参加有节奏、有规律的工作，转移自
己对疫病的过度关注，同时保持适度的运动锻炼。

(4) 宣泄与舒缓调节情绪。笑、哭、喊、动、跳、唱、
说、聊、写、画等均能在一定程度上起到发泄愤怒、减
少焦虑的作用。在这个过程中，情绪就已经得到了宣泄，
这是比较经济、有效的方法。注意力转移能起到平静情
绪的作用。在不外出的情况下，在家中选择娱乐活动，
如看电视、听歌等，可以舒缓焦虑情绪。

(5) 采用放松技术调节情绪。利用放松技术可以使
人从紧张、抑郁、焦虑等不良情绪中解脱出来。放松技
术有很多，关键是要掌握要领，勤加练习。

◎想象放松法：一是在整个放松过程中要始终保持
深慢而均匀的呼吸；二是要真能体验到随着想象有股暖
流在身体内运动。

◎肌肉放松法：肌肉放松的顺序依次为手臂部→头
部→躯干部→腿部。环境要保持安静，光线不要太强，
尽量减少其他无关刺激。具体放松5个步骤：集中注意
→肌肉紧张→保持紧张→解除紧张→肌肉松弛。

◎深呼吸放松法：这是最简单的放松方法，可适用于使人感到紧张的各种场合。具体做法：人站立后，双肩自然下垂，双眼微闭，然后做缓慢深呼吸。深深地吸气，慢慢地呼气。一般持续数分钟便可达到放松的目的。

（6）寻求专业支持。对于自己难以化解和改善的紧张焦虑、恐惧愤怒、睡眠障碍、躯体反应等，可以通过寻求心理咨询、医药治疗等专业服务支持。隔离中的病人或疑似病人如出现焦虑、抑郁症状、幻觉妄想，或情绪焦躁、言行失控，甚至以暴力手段拒绝、逃避隔离治疗，以及出现极端行为，疫情防控工作人员应考虑并发精神障碍的可能，寻求专业机构和人员的帮助。

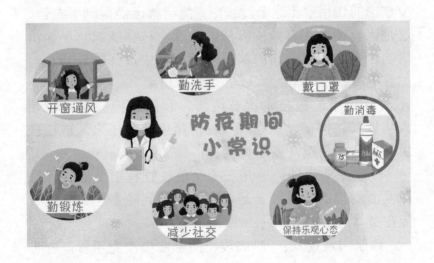

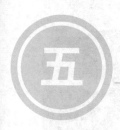

五 场所卫生要求

公共场所 学校机构 防护重点

74. 在农贸市场怎样预防新型冠状病毒感染？

（1）避免在未加防护的情况下与牲畜或野生动物接触。

（2）尽量不要去人多的地方，如果一定要去，必须佩戴口罩。

（3）咳嗽或打喷嚏时，用纸巾或袖或屈肘将鼻完全遮住；将用过的纸巾集中装在自备的塑料袋里，封口后尽快扔进标识为"其他垃圾"的封闭垃圾桶或者医疗废物垃圾桶。咳嗽或打喷嚏后，用肥皂和清水或含酒精洗手液清洗双手。

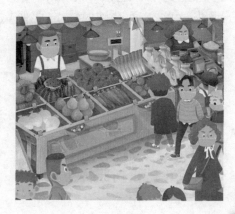

（4）回家后及时洗手，如有发热和其他呼吸道感染症状，特别是持续发热不退，及时到医院就诊。

■■■ 75. 在影剧院怎样预防新型冠状病毒感染?

传染病流行期间,尽量不去影剧院等人群密集和空气流通不畅的公共场所。如必须去,应戴口罩,在自己咳嗽或打喷嚏时,用纸巾将口、鼻完全遮住,并将用过的纸巾集中装在自备的塑料袋里,封口后尽快扔进标识

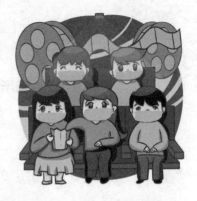

为"其他垃圾"的封闭垃圾桶或者医疗废物垃圾桶,防止病毒传播。影剧院等公共场所经营管理者应保持室内环境卫生,每日定时换气通风,清洁消毒。

■■■ 76. 在公共交通场所里怎样预防新型冠状病毒感染?

公交车、地铁、轮船和飞机等交通设施里人流密集,乘坐这些交通设施时一定要佩戴口罩以减少接触病原的风险。在自己咳嗽或打喷嚏时,用纸巾将口、鼻完全遮住,并将用过的纸巾集中装在自备的塑料袋里,封口后尽快扔进标识为"其他垃圾"的封闭垃圾桶或者医疗废物垃圾桶,防止病原传播。

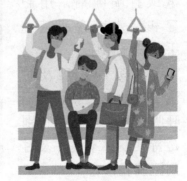

77. 在办公场所怎样预防新型冠状病毒感染?

保持工作场所室内不断地通风换气；不要随地吐痰，可以先吐在纸张上，在方便时再把它扔进封闭式垃圾箱内；在自己咳嗽或打喷嚏时，用纸巾将口鼻完全遮住，并将用过的纸巾集中装在自备的塑料

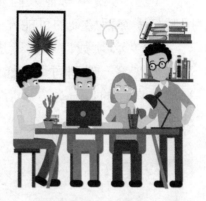

袋里，封口后尽快扔进标识为"其他垃圾"的封闭垃圾桶或者医疗废物垃圾桶，防止病原体传播；保持个人卫生，要勤洗手；传染病流行季节应尽量避免各类聚会。

78. 在电梯里怎样预防新型冠状病毒感染?

2003 年 SARS 流行期间，曾发生因与病人同乘电梯而被感染的情况。

由于电梯空间狭小，极易被污染而成为传染场所，为防止电梯内新型冠状病毒感染他人，可采用以下办法：

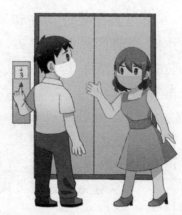

（1）每天应定时多次对电梯彻底消毒，可采用紫外线照射、75% 酒精、含氯

消毒液擦拭或喷洒。

（2）尽量不与他人同时进入电梯，最大限度减少因其打喷嚏而感染的可能性。

（3）必须戴口罩方能进入电梯，万一在没有戴口罩的情况下，遇到同乘电梯的其他人打喷嚏，必须用衣袖遮盖自己的口、鼻，之后尽快换掉衣服，彻底洗脸和洗手。

79. 在生鲜市场怎样预防新型冠状病毒感染？

（1）接触动物和动物产品后，勤用肥皂和清水洗手。

（2）每天至少对设备和工作区域进行一次消毒。

（3）在处理动物和生鲜动物产品时，穿好防护服、戴手套、戴口罩等面部防护。

（4）下班后脱去防护服，每天清洗并将其留在工作区域。

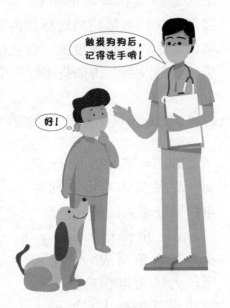

（5）避免家庭成员接触未清洗的工作服和鞋等。

80. 在医院怎样预防新型冠状病毒感染?

（1）去医院看病、探望病人时，尤其是去医院的发热门诊或呼吸科就诊时应该戴上口罩。

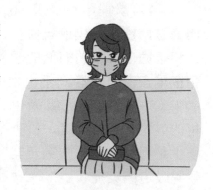

（2）尽可能避免与有呼吸道疾病症状（如发热、咳嗽或打喷嚏等）的人密切接触。

（3）保持良好的个人卫生习惯，咳嗽或打喷嚏时用纸巾掩住口、鼻。

（4）用肥皂和清水或含酒精洗手液清洗双手，不用脏手触摸眼睛、鼻或口。

（5）将用过的纸巾集中装在自备的塑料袋里，封口后尽快扔进标识为"其他垃圾"的封闭垃圾桶或者医疗废物垃圾桶。

81. 大中专院校如何预防新型冠状病毒感染?

（1）减少老师及学生的聚集性活动。

（2）学校安全管理部门应进行防控知识宣讲，增强师生防病意识。

（3）发现师生中出现发热、咳嗽及其他呼吸道感染症状者，应立即隔离就医并上报，避免带病工作和学习。

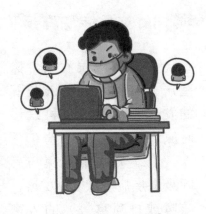

（4）掌握学生假期动向信息，疫区返校或居住社区和家庭出现相关病例的学生应重点密切观察。

（5）启动以班级为单位的晨检、午检制度，检查学生是否有发热、咳嗽及其他呼吸道感染症状。

（6）学校应储备一定数量的一次性口罩、消毒物品、一次性手套、手消毒液等物资。

（7）学校医务室及安全管理部门应对教室、寝室、食堂、图书馆及公共设施的清洁、通风、消毒等工作情况进行指导和监督。

82. 中小学校及托幼机构如何预防新型冠状病毒感染？

（1）应制订中小学及托幼机构的新型冠状病毒防控应急预案，建立落实领导责任制，并将职责划分到部门及个人。

（2）校医务工作者及学校安全管理部门应针对疫情开设校园疫情防控知识讲座，对师生做好防控知识宣讲，增强师生防病意识。

（3）校医及老师应做好学生的疾病监测工作，严格落实晨、午检工作，检查学生是否有发热、咳嗽及其他呼吸道感染症状，发现相关症状者应立即通知家长和当地卫生部门并将其与其他学生隔离开。

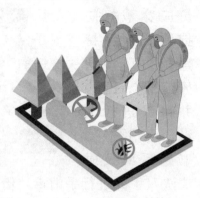

（4）校园环境应保持干燥、卫生，室内保持空气流通，公共场所及公用设施做好每日消毒，洗手池要配备手消毒液或肥皂。

（5）减少集体性活动，教室内倡导单人坐，避免小组坐或两人同坐，学生间保持一定距离，食堂用餐时建议分批次用餐。

（6）积极与学生家长建立密切联系，了解学生在校外的活动信息。

83. 学生在学习场所如何预防新型冠状病毒感染？

（1）教室。教室相对于其他学习场所人员更集中密集，一要保持教室环境清洁，每日做好消毒措施，建议每日通风3次，每次20～30分钟，通风时注意保暖；二要人与人之间保持适当距离，每个人都要佩戴口罩，每个人要保持勤洗手、多饮水，避免在教室喧哗和进食。

（2）图书馆。图书馆是学校师生重要的公共学习

场所，工作人员应穿戴好防护用具，保持好馆内环境通风、干燥、卫生，并每日进行消毒。师生借阅书籍后应及时

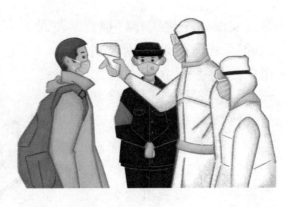

清洗双手并进行手消毒，借阅时戴好口罩，不用手揉搓眼、鼻及口。

（3）实验室。实验室是学校重要的公共环境，在实验室学习或做实验时应戴好一次性乳胶手套和口罩，在实验完毕之后应妥善处理废弃的实验耗材，实验设备、用具等在实验结束后应及时进行消毒处理，严格按照七步洗手法清洗手部。

▇ 84. 学生在生活场所如何预防新型冠状病毒感染？

（1）食堂。应该保证食堂食品安全卫生，尤其是要加强对肉类食品的查验工作。食堂工作人员每日上岗前应进行体温检查，应配戴口罩、洗手后上岗，且按规定及时更换口罩。每日对食堂加工场所、就餐场所、餐具进行紫外线及高温消毒。食堂洗手间应配备洗手水龙头及洗手液、消毒液等。减少集中餐桌数量，对师生进行

分批进餐制，用餐排队时保持距离间隔，避免人员密集。

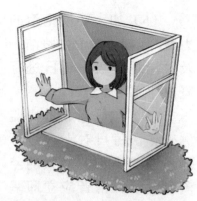

（2）运动场。建议师生适当运动，适当运动有助于身体健康，剧烈运动会降低免疫力。不建议高强度、近距离接触运动，近距离接触有潜在传播感染的风险。

（3）宿舍：学生宿舍要保持室内空气流通，环境清洁干净，外出入室要洗手，有条件可定期消毒，勤换洗衣物，勤洗澡，注意休息，保持充足睡眠。

85. 养老服务机构如何预防新型冠状病毒感染？

（1）养老服务机构应实施封闭式管理，严格管理老人外出、亲友的探视和新人入住等环节。

（2）掌握机构内老人在疫情发生时间内的既往活动史，若有与确诊患者存在密切接触史应立即隔离观察。

（3）机构管理人员应掌握新型冠状病毒肺炎的防控措施及防控知识，轮流换班，24 小时值班驻守，随时应对突发情况。

（4）保证机构内安全防护物资充足，向老人发放口罩、洗手液等个人防护物资。

（5）加大环境整治的
力度，保持环境卫生整洁，
及时清理垃圾，每日进行
室内外通风和消毒。

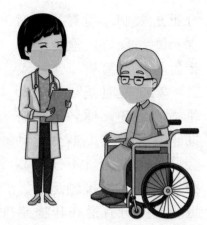

（6）做好老人健康监
测工作，每日对老人进行
体温及感染相关症状的监
测，发现异常者应立即隔
离并登记上报卫生部门。

（7）积极向老人宣讲疫情防范知识，帮助老人养
成良好的卫生和健康习惯。

86. 职工食堂就餐如何预防新型冠状病毒感染？

在单位就餐，食堂要科学合理安排用餐人员轮流就
餐、错时就餐，提高用餐人员分散性。就餐期间要避免
面对面就餐，尽量避免谈
话交流并缩短就餐时间。
也可以采用个人自带餐具，
打餐后返回办公地点单独
用餐的方式。同时，到食
堂的就餐人员，要做好自
我防护。就餐前规范洗手，
坐下吃饭的最后一刻才脱

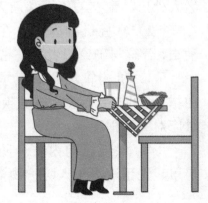

口罩。

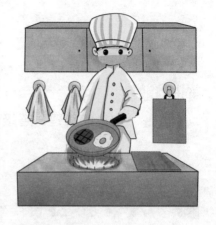

单位食堂应当加强从业人员个人防护，除要求职工穿戴工服、发帽等常规防护装备以外，还要在疫情防控期间，要求所有后厨操作人员和前厅服务人员佩戴口罩和一次性手套并按时更换。对从业人员进行每日晨检和体温监测，发现发热（腋温37.3℃以上）、干咳、四肢乏力症状的立即隔离并就诊，并对其接触的环境、物品进行消毒处理，在医院明确身体无碍前不得上岗。对发现有其他腹泻、手外伤等有碍食品安全情况的人员要调离工作岗位。

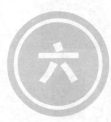

传染病相关知识

传染病管理　超级传播　隐性感染　医学观察

■ 87. 什么是法定传染病和检疫传染病？

有些传染病，疾病控制机构必须及时掌握其发病情况，采取对策，因此在其被发现后相关责任人和机构须按规定时间及时向当地疾病控制机构报告，称为法定传染病。

检疫传染病是指传染性强、病死率高的传染病，如鼠疫、霍乱、黄热病等。根据《中华人民共和国传染病防治法》的相关规定，基于目前对新型冠状病毒肺炎的病原、流行病学、临床特征等特点的认识，将新型冠状病毒肺炎纳入检疫传染病管理，通过对口岸及各类关口、运输环节等的管控，达到控制疾病传播的目的。

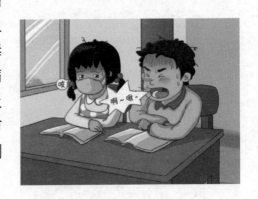

国家对传染病防治实行预防为主的方针，防治结合、分类管理、依靠科学、依靠群众的原则。

88. 为什么把新型冠状病毒肺炎纳入法定乙类传染病，按甲类管理？

（1）新型冠状病毒肺炎暂且还没有严重到甲类传染病（鼠疫和霍乱）的水平，但由于是新发现的传染性疾病，其公共卫生风险比较大，需要每个人保持足够的警惕，做好防护。

（2）升级为甲类管理后，上报和公布速度会更快。既方便医疗人员对疾病的防控，也方便大众了解最新情况，及时应对。

89. 什么是超级传播者？

病毒在感染者体内出现变异或者适应人体后，可能出现传播能力增强的情况，进而可传染很多的密切接触者，这样的感染者就被称为超级传播者。在感染人数上，如果一个感染者传染人数已超过 3 个，该感染者有可能是超级传播者；如果传染人数超过 10 个，则是比较确切的超级传播者。

病毒可能在人际传播过程中获得进化，可能产生致病力更强的毒株，导致感染者出现更加严重的病理反应，引发严重的人体器官损伤，甚至导致死亡。

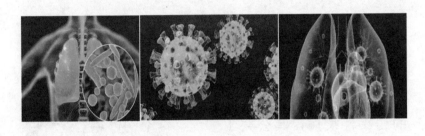

90. 什么是隐性感染者?

隐性感染者指感染了病原但没有任何临床症状和体征表现的人。通常，病原感染人体后在感染者体内有一个复制或发育的过程，此过程中感染者不出现临床上可识别的症状和体征，只能通过实验室病原检验才能发现。一般而言，包括新冠状病毒在内，所有

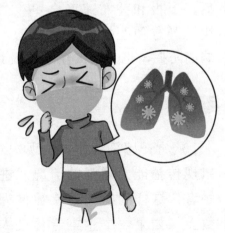

传染性病原的隐性感染者均具有传播病原的风险。

91. 什么是隔离医学观察？

《中华人民共和国传染病防治法》规定，对"传染病病人"和"疑似传染病病人"的密切接触者，要在指定场所进行医学观察或采取其他预防措施。

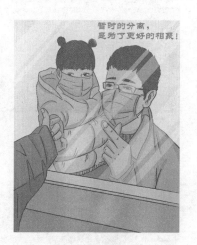

密切接触者的主要管理措施包括：

（1）登记并进行 7 ～ 14 天医学观察。

（2）尽量减少外出活动。

（3）疾病预防控制机构负责对密切接触者进行随访，每日测量体温和进行健康询问，做好登记。

92. 如何转运危重的传染病病人？

遇到危重的传染病病人，必须呼叫 120，等待专业的医护人员用救护车将其送到指定的医疗卫生机构救治，同去的家属需

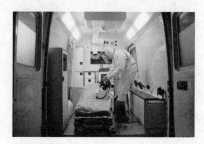

要做好自身防护，如戴口罩、穿防护衣等。为了防止救护车污染环境，需要采用负压救护车。所谓的负压救护车就是在车内形成负压状态，将车内的空气进行无害化处理后排出，在救治和转运传染病病人时可以最大限度地减少医务人员交叉感染的概率，因此，从原理上来说，负压救护车是目前运送传染病病人最好的移动救护车。

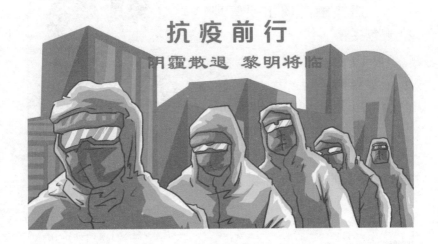

附录 居家医学观察自我测评记录表

日期	测评项目							
	体温 (℃)	精神 状态	乏力	肌肉 酸痛	咳嗽	腹泻	胸痛	呼吸 不畅
第1天								
第2天								
第3天								
第4天								
第5天								
第6天								
第7天								
第8天								
第9天								
第10天								
第11天								
第12天								
第13天								
第14天								
总评								

自我测评说明：

体温记录实际测量的温度，其他测评项目用1～5赋分：1分表示感觉极度难受，2分表示感觉非常难受，3分表示感觉比较难受，4分表示感觉一般，5分表示感觉正常。

当您任意一天体温高于正常（正常腋下体温36～37℃），且其他任意一项评分低于3分则建议咨询医生。

后　记

　　起源于广东的 SARS，2003 年曾一度肆虐中国，波及全球。研究证实，引发 SARS 的冠状病毒（SARS-CoV）源于蝙蝠，通过果子狸传给人类。新近发现的新型冠状病毒肺炎正在传播和流行，已有研究显示其病原（SARS-CoV-2）基因组序列与蝙蝠体内的一种冠状病毒的同源性为 85% 以上。尽管尚未知是通过何种野生动物中介传递病毒，但目前掌握的证据足以证明这是又一起野生动物致人类传染病暴发与流行的事件。其实，引发疾病的"祸首"不是野生动物，而是我们人类自身。人类肆意破坏自然生态环境，捕杀掳食野生动物，不良的卫生与饮食习惯，一次次复制了同样的悲剧。我们有理由相信，传染病的发生、传播与流行是人类与自然再平衡的被动选择。

　　人类社会的进步和发展不应始终伴随着传染病的威胁，在此我们呼吁人们：敬畏自然、尊重科学、文明生活。相信我们将很快战胜疾病，建立人类与自然新的平衡与和谐。